La Magia de los Mantras

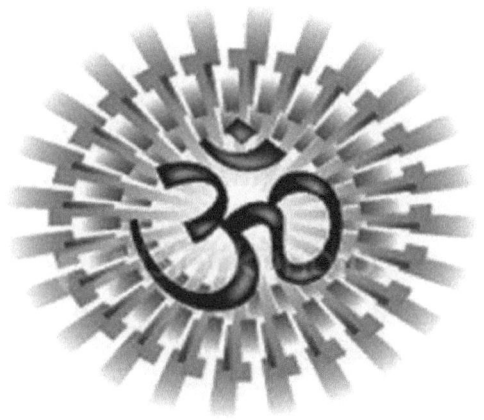

Damián Alvarez

Musicoterapia

Los Sonidos son Vibraciones, las Vibraciones Energía. La Musicoterapia es el Arte de Equilibrar las Energías del Ser Humano y del Medio Ambiente con las Energías de los Sonidos.

Teniendo en cuenta que la Raíz de toda Enfermedad física es Energética, tratando las Energías del Ser Humano tratamos la Raíz de la Enfermedad así como su Manifestación Física.

La Musicoterapia no solo Sana, sino que también tiene cualidades Terapéuticas, o sea que Cura.

En toda las Culturas, Rituales, Religiones siempre ha estado presente la Música para inducir Estados Elevados de Conciencia, crear Energía Positiva, dar Paz y Bienestar, Fortaleza Espiritual y Física, Proteger y Curar.

Las Joitas de los Lapones

Los Viajes Astrales inducidos por el Tambor de los

Chamanes Escandinavos para Sanación y Curación

Los Cantos Gregorianos para dar Fuerza Espiritual

Los Cantos de los Indígenas Americanos para atraer Buenos Espíritus, Sanación y Equilibrar las Energías del Medio Ambiente.

Los Órganos de Iglesia y la Misas Cantadas para dar Alimento Espiritual a sus Feligreses.

Las Campanas de las Iglesias Católicas a las que se les graba una Oración para que el sonido la expanda en Círculos Concéntricos haya donde se oiga Protegiendo y Limpiando Energéticamente.

Los Cuencos Tibetanos y la Entonación de Mantras dirigidos hacia la Sanación y el Desarrollo Espiritual.

El toque del Tambor y las pulseras y tobilleras de Cascabeles usadas en Bailes Iniciáticos de Culturas Primitivas.

La Música Romántica

Está muy claro que el "que canta su mal espanta" y está totalmente demostrado que los sonidos afectan no solo a nuestras Energías sino también a nuestros Órganos Vitales y a nuestro estado Mental, Emocional y Sentimental.

Así mismo los Ruidos afectan de forma Negativa a nuestro Cuerpo y Alma. Sí, los Ruidos producen Energía Negativa que nos puede Enfermar.

La Mejor Musicoterapia que existe es la "Música de la Naturaleza": El Sonido del Viento en la arboleda, el Canto de los Pájaros y de los Delfines, la "Música" de un Arrollo, las Embriagadoras Olas del Mar, etc., etc.

Demostrado también que los Sonidos nos afectan hasta antes de haber nacido.

La Música Anima al Deprimido, Vitaliza al Desganado, Calma al Enfurecido...y nos Acerca a Dios: "al Principio fue el Verbo (Energía/Sonido en Movimiento), y el Verbo se hizo materia..."

Mantra "Lam"

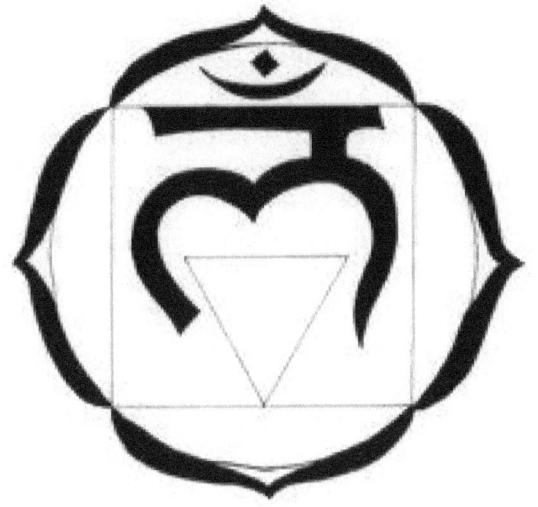

Energía Telúrica Poderosa. Vitalidad y Arraigo

Revitaliza todo el cuerpo físico, activa el chakra Base y aumenta la conexión de este chakra con "La Estrella de la Tierra".

Eficaz en el tratamiento de todas las enfermedades musculares y óseas, sobre todo en los problemas asociados a las extremidades inferiores.

Efectivo también para ayudar a enfermos crónicos, ancianos y personas convalecientes a recuperar las fuerzas después de intervenciones quirúrgicas o enfermedades prolongadas que hayan debilitado en demasía el cuerpo físico.

Con el Mantra Lam también se tratan todos los síntomas derivados de la debilidad, así sean físicos o anímicos como lo pudieran ser las dudas, las incertidumbres, la variabilidad, la impaciencia y todas las preocupaciones que puedan estar deteriorando el cuerpo físico, sobre todo las articulaciones.

Usado para tratar cualquier síntoma, enfermedad o desequilibrio asociado al chakra Base, los chakras de las ingles, los chakras de las rodillas, los chakras de los tobillos y los chakras de debajo de los pies.

A las personas con métodos de evasión psíquica, personas muy soñadoras, que viven en un mundo de fantasías se las arraiga con este poderoso Mantra (se les baja a la tierra).

Usado con beneficio en personas con tendencias al suicidio, así sea porque hayan perdido las ganas de vivir porque no les guste la realidad cotidiana o porque simplemente no se sientan con fuerzas para siquiera respirar una vez más.

Con el sonido "Lam" también se pueden tratar los mareos debidos a falta de hierro en la sangre.

Se utiliza para arraigar al recipiente de la terapia al final de la misma.

Mantra "Vam"

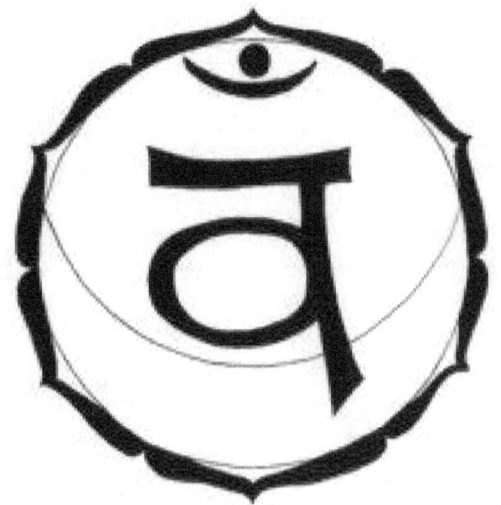

Creatividad, Pasión, Sexualidad, Vida

Energía poderosa, vitalizante, creativa, fuerza de vida, pasión sexual, kundalini.

El Mantra "Vam" activa la energía Kundalini llenando el chakra Sacro de energías creativas y sexuales. Voluntad de trabajar y deseos sexuales.

El Mantra "Vam" limpia la sangre y equilibra el riego y

tensión sanguínea, relajando por tanto el "estrés del corazón".

La Sangre es vida y por lo tanto la vida tiene que fluir de forma constante pero parsimoniosa, por lo que este Mantra deshace varices, hemorroides, colesterol, coágulos de sangre que podrían acabar en trombosis, etc.

"Vam" hace vibrar los ovarios (testículos), y todo el aparato reproductor, sanándolo y aportándole la fuerza de la juventud, por lo que lo hace efectivo en el tratamiento de la impotencia, la frigidez, la infertilidad, ya que además afecta al riego sanguíneo como vimos anteriormente.

También este Mantra tan activo disminuye paradójicamente los síntomas de la ninfomanía, perversiones o cualquier otro tipo de desviación sexual.

Eficaz en el tratamiento de las enfermedades renales y la vejiga.

Calma la ira, el rencor, la rabia y sana la frustraciones, apoyando al individuo a seguir creando/viviendo y no desanimarse por fracasos o desengaños anteriores a seguir desarrollándose.

Mantra "Ram"

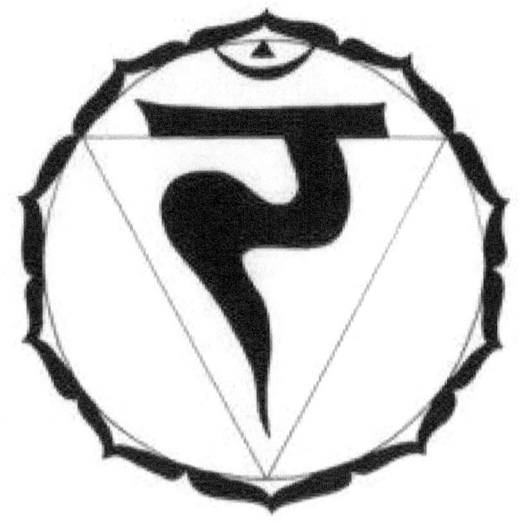

Solidaridad, Unión, Fortaleza, Seguridad, Soberanía

El dios del sol del antiguo Egipto era Ra. Ram son las energías del sol en movimiento, llevadas a la práctica.

"Ram" influye directamente sobre el chakra del Plexo Solar, llenándolo de vitalidad. Ram es el "Sol de tu vida".

El Mantra "Ram" es el "rayito" de amor que hace que seamos perseverantes y constantes, que creamos en nosotros mismos y consigamos nuestras metas y alcancemos nuestros objetivos. El Mantra Ram es nuestro "dios Ra", es el Mantra de la realización personal, de la satisfacción, del éxito.

Con este Mantra eliminamos de nuestro ser los complejos, los miedos, las vergüenzas, las inseguridades que nos detienen, paralizan y no nos dejan conseguir nuestros objetivos en la vida. Eleva la autoestima, el amor propio, la seguridad personal, reforzando nuestro Ego.

Recitado interiormente nos llena de seguridad y entonado exteriormente nos ilumina como si fuéramos soles, aportándonos luz, jovialidad, carisma, belleza y juventud brillantes como si fuéramos soles.

Terapéuticamente se utiliza para tratar las enfermedades hepáticas, gastrointestinales y del páncreas. Pero con este Mantra también se tratan con beneficio todos los problemas psíquicos derivados de tener un Ego débil como lo pudieran ser los complejos, fobias, manías, timidez, etc.

El Mantra "Ram" es un reconstituyente muy apreciado ya que siendo el "sol de la vida" le devuelve la vitalidad a las personas con el "síndrome de cansancio crónico" que a veces se puede confundir con depresiones. También efectivo para anular las energías negativas exteriores a nosotros, así sean envidias, celos, rencor, brujerías o los Plexos Solares enfermos de otras personas en nuestro entorno que nos estén afectando de forma negativa.

"Ram" hace que desees vivir, que encuentres tu misión y tu sitio en el universo. "Ram" hace que sientas que tienes mucho que aportar a la humanidad y que eres grande y maravilloso como Dios te creó.

Mantra "Yam"

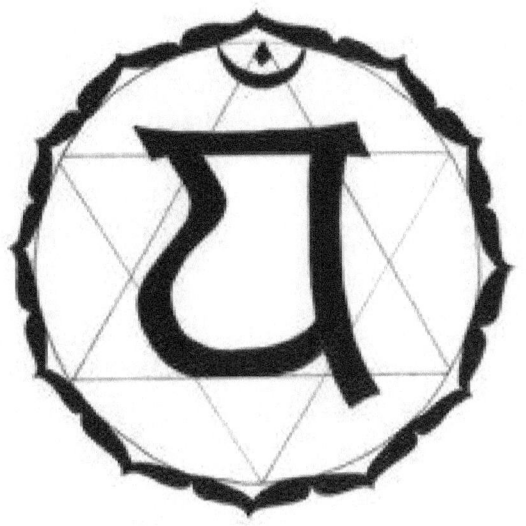

Unión, Paz, Sanación, Amor

El Mantra "Yam" o "Iam" como también se suele entonar es el Mantra del Amor, el Mantra del corazón.

El Mantra "Yam" se utiliza para sanar el chakra Corazón y para calmar (infundir paz), y sanar el corazón físico. Por lo que lo hace efectivo en el tratamiento de arritmias, taquicardias, dolores en el corazón y corazones "nerviosos" o "estresados".

"Yam" trabaja deshaciendo el miedo y aportando amor a las personas con carencias afectivas, también abre el chakra Corazón predisponiendo al recipiente de la terapia a amar y a aceptar amor.

Gracia al sonido "Yam" y la apertura que causan sus energías en el Alma, el ser humano puede amar a Dios, a sí mismo y a todos los demás sin miedos o prejuicios.
Como energías sumamente sanadoras no solo se utilizan para tratar las enfermedades pulmonares y cardiovasculares, sino que también se pueden usar para sanar cualquier parte u órgano del cuerpo en particular, como así el cuerpo energético en general.

El amor aporta paz y sosiego, deshace preocupaciones, dudas, prejuicios, incertidumbres, miedos e infunde su energía en el resto de los cuerpos energéticos y sus sistemas de chakras.

El miedo es el origen de toda enfermedad. El Mantra "Yam" sana todos los desequilibrios en el Sistema de Chakras Mayores derivados del miedo: Las penas y desamores en el chakra Corazón, los traumas en el Plexo Solar, las frustraciones y desengaños en el chakra Sacro y el miedo a pasar necesidades en el chakra Base.

No solo que la vibración del Mantra "Yam" es una sanadora eficaz, sino que también nos ayuda en el desarrollo personal y espiritual, para que así, amemos la creación, actuemos, vivamos con amor, nos amemos a nosotros mismos, amemos a la humanidad, nos comuniquemos y planeemos con amor, pensemos con amor y amemos a Dios.

El Mantra "Yam" es verdaderamente la "llave" y la "cerradura" del corazón, no es de extrañar que la entonación de este Mantra antes de los viajes astrales los haga mucho más fáciles, duraderos y satisfactorios.

Mantra "Ham"

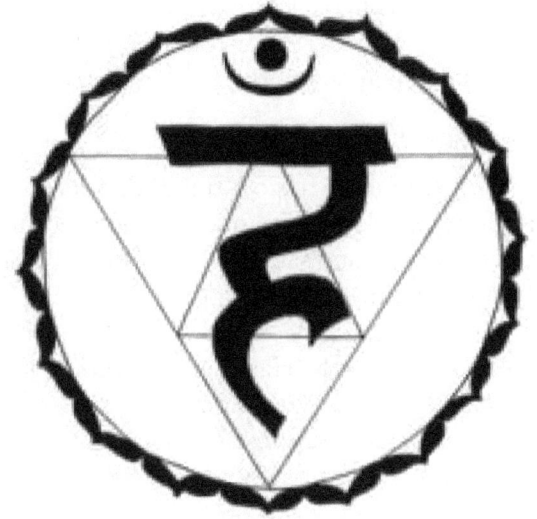

Sanación de la Relación entre Maestro y Discípulo

El Mantra "Ham" se pronuncia con "jota" en vez de con "hache" (Jam).

Es el Mantra del desarrollo personal y espiritual, el Mantra de los cambios, de la enseñanza, del aprendizaje, de la comunicación.

"Ham" es el Mantra de los oradores, de los profesores, de los maestros de los guías espirituales, pero también el Mantra del discípulo, del alumno, del lector, del que escucha y oye, y hasta de los fabricantes de perfume o de los que se comunican a través de los olores de la naturaleza y los olores corporales como lo pudieran ser los Aromaterapeutas.

Los escritores, los músicos, los oradores, etc. también deberían utilizar el Mantra "Ham" para obtener sabiduría e intuición antes de crear sus obras

El Mantra "Ham" es la energía espiritual en camino a manifestarse en el mundo físico a través de las energías creativas. "Ham" es todo planeamiento que precede a una actuación con amor, a una satisfacción personal, a una actuación y a una manifestación.

Las vibraciones del sonido "Ham" se mueven en planos espirituales superiores para luego descender a la densidad de los planos físicos para manifestarse. La contrapartida del "Mantra" cristiano "Venga a nosotros tu Reino".

Con el Mantra "Ham" se pueden tratar todos los problemas de comunicación, así sea tartamudez, afonías, dislexia, etc. Eficaz para tratar los problemas estudiantiles en alumnos de corta edad.

Pero no queda ahí, el Mantra "Ham" también cura todas las afecciones asociadas al chakra Garganta y a la glándula tiroides: Enfermedades de la garganta, de los oídos, y de la fosas nasales: Tiroides, tinitus, sinusitis, dolor de garganta, tos seca, glándulas inflamadas, alergias, etc. También se pueden tratar problemas respiratorios derivados de desequilibrios conjuntos entre el chakra Corazón y el chakra Garganta, como la tos o la sensación de asfixia que pueden ocasionar los ataques de angustia.

El Mantra "Ham" refresca nuestros cuerpos energéticos superiores llenándolos de luz sanadora para que podamos planear de forma positiva para el bien nuestro, de la Humanidad y del Planeta. También nos da fuerzas para llevar a la práctica nuestros ideales y conseguir nuestras metas espirituales y físicas.

Mantra "Aum" o Mantra "Om"

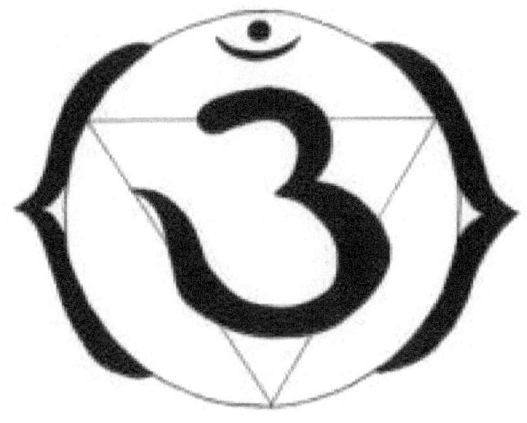

Unión de Dios y la Esencia Divina Humana

"Aum" es el sonido original creador, principio y final de toda la Creación. En el Mantra "Aum o "OM" están también todas las demás vibraciones, todos los demás sonidos.

Es el Mantra que despierta el Tercer Ojo, lo activa. Desarrolla las cualidades paranormales como la videncia. "Aum" es el Mantra del desarrollo espiritual, sana el Tercer Ojo haciendo que nuestro Alter Ego, nuestro Yo superior, ese que va más allá de nuestros pensamientos meramente egoístas, haciendo que tengamos pensamientos espirituales, pensamientos positivos en pro del bienestar de toda la Humanidad, el Planeta Tierra y el Universo.

El Verbo, Sonido Primero Sagrado, es el mejor Mantra para protegerse y deshacer energías negativas, así sean interiores, como nuestros propios pensamientos negativos, o exteriores, así sean celos, envidias, rencor dirigido hacia nosotros, hasta brujerías y ataques de seres espirituales negativos. Con el Mantra "Aum" se pueden limpiar energéticamente lugares, cuerpos físicos y Almas, tan solo con entonarlo en voz alta de forma repetida.

El Mantra "Aum" también representa a Dios y a nuestra Esencia Divina, abre el chakra Corona y lo predispone para obtener Sabiduría y Guía Divina, lo que muchas veces produce, durante meditaciones, estados elevados, alterados de conciencia

Mantra "Aum". Divinidad. Principio y Fin. El Uno que contiene el Todo

"Al principio fue el Verbo y el Verbo se hizo materia"
"Los Ángeles se sostienen gracias a la "Vibración" de Dios"
"Toda materia se sostiene gracias al Verbo"
"Por medio de la Palabra de Jehovah se crearon el cielo y la tierra".
"Dios tiene miríadas de ángeles que responden a su Palabra y hacen Su Voluntad"
"Toda creación sea animada o inanimada está sometida a la Palabra de Dios"
"La Palabra de Jehovah durará hasta tiempo indefinido, nunca volverá a Él sin su propósito conseguido"

Las citas anteriores de la Biblia nos dan una idea del significado del Verbo o Palabra de Dios:

Verbo, palabra, sonido que implica acción. Verbo, energía, vibración en movimiento.
Verbo, sonido primero, vibración de Dios.
Verbo, energía creadora. Energía que se materializa.

Se cree que el Verbo es el mantra sánscrito "AUM". Se cree también al igual que el "Verbo" que el mantra "AUM" es energía que se puede materializar. El sonido primero, original que creó el resto de las notas musicales y todos los sonidos del Universo. Energía poderosa por la cual se ha creado y se mantiene todo.
El mantra "AUM" es el comienzo y/o final de la mayoría de los mantras y oraciones hindúes

Con el Mantra "Aum" o "Om" se "Abre y se Sellan las Oraciones

El mantra "AUM" u "OM" es tan poderoso que nos une a Dios, une el mundo espiritual con el mundo físico, nos libera de nuestro Karma y perdona nuestros "errores", liberándonos y sanándonos espiritualmente.

"AUM" contendría en sí mismo a Dios, a su Energía Creadora y a su Creación. Meditar en/con el mantra "AUM" satisface todas nuestras necesidades espirituales.

En Sistemas de Sanación como el Karuna_Ki se utiliza este mantra para "abrir" y "sellar" oraciones y visualizaciones para ayudar con su energía poderosa a la materialización de las peticiones, oraciones o metas visualizadas. También "AUM" se usa en lo llamado "entonación" o "tonning" antes y después de las energías de sanación cantadas. Por ejemplo "AUM"+"SHANTI"+"AUM", que se canta repetidamente. Este mantra quiere decir "La Paz de Dios", donde el "AUM" es Dios y "SHANTI" es Paz.

La contrapartida cristiana del mantra "AUM/OM" sería el "AMEN".
"AMEN" proviene de una lengua semítica (del hebreo) y se traduce como "que así sea". La palabra "Amen" tienen su raiz en el mantra "AUM" sánscrito que explicamos anteriormente.
Amen significa realmente "el Dios Padre/Madre unido al ser humano" o la "Trinidad" cristiana (Padre, Hijo y Espíritu Santo.
Tanto el judaísmo como otras religiones monoteístas como el cristianismo y el islam adoptaron el vocablo "AMEN" para concluir sus cánticos, alabanza, pregones y oraciones. Su significado "en verdad, ciertamente, que conste, así será, etc.).
La Vibración del Mantra "Aum" contiene todas las demás Energías Sanadoras
Terapéuticamente se usa para tratar todas las enfermedades relacionadas con el Tercer Ojo y el chakra Corona, como lo pudieran ser: Problemas oculares, cerebrales y psíquicos (chakra Tercer Ojo), también enfermedades de cuerpo entero que afecten a los músculos y a los huesos y ligamentos (chakra Corona).

Muy eficaz para tratar a personas que estén enfadadas con Dios debido a perdidas sentimentales, ateos y escépticos, ya que este Mantra les hace recordar el primer mandamiento de la Ley de Dios: "Amarás a Dios sobre todas las cosas".

En las Terapias también se utiliza este sonido sagrado para limpiar el cuerpo y Alma del recipiente de la terapia de energías negativas y para proteger tanto al paciente como al terapeuta de esas mismas energías.

Lo que está claro (para resumir) es que el Verbo (nosotros utilizaremos el mantra "AUM") crea, mantiene, desarrolla, educa, materializa y sana.

Cuando no sepas que Mantra utilizar, utiliza el Mantra "Aum" y no te equivocarás.

El Verbo es todo y el Todo, es Dios y todo lo que emana de Él. Energía Creativa Infinita de Amor.

Los Mantras y sus Cualidades Sanadoras y Terapéuticas

MANTRA LAM:

Chakra Base
Fuerza vital de supervivencia
Energía física
Músculos y huesos
Enfermedades físicas manifestadas
Enfermedades de cuerpo entero
Golpes, contracturas, heridas
Debilidad física
Centra, Arraiga, Fortalece

MANTRA VAM:

Chakra Sacro
Kundalini
Reservas de Energía Sexual y Creativa
Enfermedades renales y del aparato reproductor y urinario
Sistema circulatorio
Impotencia, Frigidez, Ninfomanía, Perversiones
Desequilibrios Emocionales
Activa, Exita, Vitaliza

MANTRA RAM

Chakra Plexo Solar
Ego
Seguridad en ti mismo
Realización Personal
Enfermedades Gastrointestinales
Enfermedades Hepáticas
Enfermedades del Páncreas
Inseguridad, complejos, timidez, cansancio crónico
Desequilibrios mentales
Activa y refuerza

MANTRA YAM:

Chakra Corazón
Amor, Paz, Sanación
Sana el Miedo, las Penas, los Desamores
Nos predispone para aceptar Amor
Carencias afectivas
Angustia y Depresión
Infunde Amor a todos los aspectos
del Sistema de Chakras Mayores
Enfermedades Pulmonares
Enfermedades Cardiovasculares
Sana y Calma

MANTRA HAM

Chakra Garganta
Planeamiento y Desarrollo

Aprendizaje y Comunicación
Triunfo y Humildad
Espiritualidad que se manifiesta
Hablar, Oler, Oír, Saborear
Enfermedades de la Garganta
Enfermedades de los Oídos
Enfermedades de las Fosas Nasales
Enfermedades Respiratorias
Fiebres, Hinchazones
Calma, Enfría, Relaja, Anima

MANTRA AUM (OM)

Chakra Tercer Ojo y Chakra Corona
Divinidad, Espiritualidad
Sabiduría Divina
Creación Divina
Meditación, Estados Elevados de Conciencia
Unión con Dios
Alter Ego, Dios y Esencia Divina Humana
El Todo y todo
Aporta Paz
Protección y Limpias Energéticas
Enfermedades Oculares
Enfermedades Cerebrales
Enfermedades Psíquicas
Enfermedades de Cuerpo Completo (Músculos y Huesos)
Criminalidad, Ateísmo, Escepticismo
Miedo a la Muerte, Evasión
Eleva, Desarrolla, Educa, Guía, Crea, Sana, Protege, Calma

¿Cómo se Entonan los Mantras?

Hacer Vibrar la "M" final en los Labios.
Empezar el siguiente Mantra antes de que acabe de Sonar el Anterior. Enlácelos y forme una Onda Vibracional con ellos.
Para Limpiar Energéticamente/Sanar el Medio Ambiente o a otras Personas se Entonan en Alto.
Para Sanarse uno Mismo se Entonan una vez en Alto y una vez de Forma interior, recordando solo su Sonido. Cada vez que lo Entonas en Alto se debe de Entonar también Interiormente.
Para Sanar los Chakras Entonar en Alto, Hacerlo Vibrar en la Garganta y "Empujarlo"/Dirigirlo Mentalmente a Través de la Línea Hara hasta que Vibre en el Chakra que le corresponda.

Canalización de Mantras

Inspiración: Bajar la Luz desde la Estrella del Alma hasta la Estrella del Núcleo.
Cambiar en la Estrella del Núcleo la Frecuencia de la Luz a la Frecuencia del Mantra que se desea Canalizar Entonándolo Interiormente.
Expiración: Subir la Frecuencia Vibracional del Mantra determinado hasta el Chakra Corazón y Canalizarlo a través de los Brazos hasta los Chakras de las Manos.

Los Mantras y el Sistema de Chakras

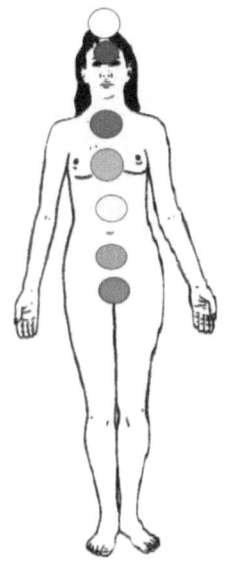

Corona: OM/AUM
Tercer Ojo: OM/AUM
Garganta: HAM (JAM)
Corazón: YAM (IAM)
Plexo Solar: RAM
Sacro: VAM
Base: LAM

Damián Alvarez

Especialista en Medicina Vibracional